FACULTÉ DE MÉDECINE DE PARIS

Année 1899

THÈSE

POUR

LE DOCTORAT EN MÉDECINE

Présentée et soutenue le mercredi 22 novembre 1899, à 1 heure

PAR

JULES MÉVEL
Né à Quimper (Finistère), le 5 mars 1874
Ex-interne à l'asile Saint-Athanase (Finistère).

CONTRIBUTION A L'ÉTUDE
DE L'ALCOOLISME
CHEZ LE MARIN BRETON

Président : JOFFROY

Juges : MM. LANDOUZY, DÉJERINE, GILLES DE LA TOURETTE

Le candidat répondra aux questions qui lui seront faites sur les différentes parties de l'enseignement médical.

PARIS
IMPRIMERIE A. MALVERGE
171, rue Saint-Denis, 171

1899

FACULTÉ DE MÉDECINE DE PARIS

Année 1899 — **THÈSE** N° —

POUR

LE DOCTORAT EN MÉDECINE

Présentée et soutenue le mercredi 22 novembre 1899, à 1 heure

PAR

JULES MÉVEL
Né à Quimper (Finistère), le 5 mars 1874
Ex-interne à l'asile Saint-Athanase (Finistère).

CONTRIBUTION A L'ÉTUDE DE L'ALCOOLISME CHEZ LE MARIN BRËTON

Président : JOFFROY

Juges : MM. LANDOUZY, DÉJERINE, GILLES DE LA TOURETTE

Le candidat répondra aux questions qui lui seront faites sur les différentes parties de l'enseignement médical.

PARIS
IMPRIMERIE A. MALVERGE
171, rue Saint-Denis, 171

1899

FACULTÉ DE MÉDECINE DE PARIS

Doyen	M. BROUARDEL.
Professeurs	MM.
Anatomie	FARABEUF.
Physiologie	CH. RICHET.
Physique médicale	GARIEL.
Histoire naturelle médicale	BLANCHARD.
Chimie organique et chimie minérale	GAUTIER.
Pathologie et thérapeutique générales	BOUCHARD.
Pathologie médicale	HUTINEL. DEBOVE.
Pathologie chirurgicale	LANNELONGUE.
Anatomie pathologique	CORNIL.
Histologie	MATHIAS DUVAL.
Opérations et appareils	TERRIER.
Pharmacologie et matière médicale	POUCHET.
Thérapeutique	LANDOUZY.
Hygiène	PROUST.
Médecine légale	BROUARDEL.
Histoire de la médecine et de la chirurgie	N.
Pathologie expérimentale et comparee	CHANTEMESSE.
Clinique médicale	DIEULAFOY. POTAIN. JACCOUD. HAYEM.
Maladie des enfants	GRANCHER.
Clinique de pathologie mentale et des maladies de l'encéphale	JOFFROY.
Clinique des maladies cutanées et syphilitiques	FOURNIER.
Clinique des maladies du système nerveux	RAYMOND.
Clinique chirurgicale	DUPLAY. LE DENTU. TILLAUX. BERGER.
Clinique des malad. des voies urinaires	GUYON.
Clinique opthalmologique	PANAS.
Clinique d'accouchement	BUDIN. PINARD.

Agrégés en exercice.

MM. ACHARD	MM. DUPRÉ.	MM. LEPAGE	MM. THIROLOIX
ALBARRAN	FAURE.	MARFAN	THOINOT
ANDRÉ	GAUCHER	MAUCLAIRE	VAQUEZ
BONNAIRE	GILLE DE LA TOURETTE	MENETRIER	VARNIER.
BROCA AUG.	HARTMANN	MÉRY	WALLICH
BROCA AND.	LANGLOIS	ROGER	WALTHER
CHARRIN.	LAUNOIS	SEBILEAU	WIDAL
CHASSEVANT	LEGUEU	TEISSIER	WURTZ
DELBET.	LEJARS	THIERY	
DESGREZ.			

Chef des Travaux anatomiques . . . . M. RIEFFEL

Secrétaire de la Faculté : M. le Docteur Ch. PUPIN.

Par délibération en date du 9 décembre 1798, l'Ecole a arrêté que les opinions émises dans les dissertations qui lui seront présentées doivent être considérées comme propres à leurs auteurs, et qu'elle n'entend leur donner aucune approbation ni improbation.

MEIS ET AMICIS

M. LE PROFESSEUR JOFFROY

Médecin de l'Asile Sainte-Anne
Chevalier de la Légion d'honneur

a bien voulu nous faire l'honneur d'accepter la présidence de notre thèse : nous lui en avons une profonde reconnaissance, et le prions de recevoir, avec nos remerciements, l'expression de notre respectueuse gratitude.

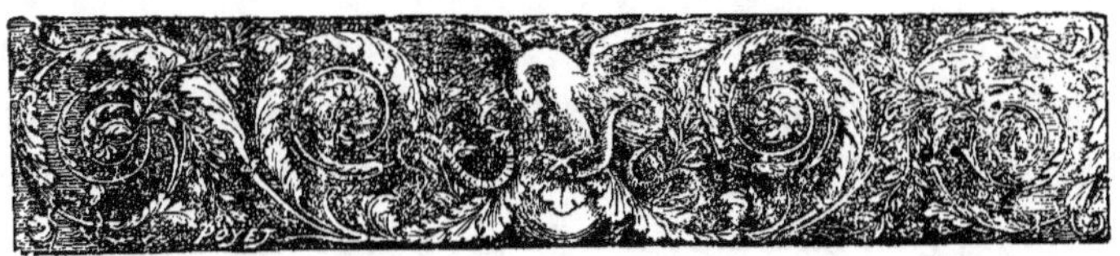

PRÉFACE

C'est un spectacle bien curieux, et digne d'attirer l'attention du touriste désireux d'avoir un aperçu rapide des mœurs du marin breton, que l'embarquement, le dimanche soir, des pêcheurs de sardine, sur le grand port de Douarnenez.

Dès 6 heures, les rues avoisinantes, de la rue du Couëdic à la rue du Môle, se remplissent de groupes bruyants qui descendent avec fracas du centre de la ville. Les uns portent sur leurs épaules robustes de lourds filets dont la masse sombre semble les écraser ; d'autres sont chargés d'avirons gigantesques qui demandent deux et quelquefois même trois hommes pour les porter ; cependant que quelques matelots poussent devant eux des barils de rogue qui exhalent une odeur repoussante, et que les mousses suivent, portant dans des sacs de toile blanche les provisions de l'équipage.

Mais c'est là l'élite du marin de Douarnenez, c'est le marin sérieux qui, sachant qu'il a une famille nombreuse à nourrir, n'a pas passé toute sa journée du dimanche au cabaret, et qui, le soir venu, n'hésite pas à retourner à bord de sa chaloupe pour reprendre le travail pénible dont il a pris l'habitude dès sa plus tendre enfance.

Ils sont moins empressés, ceux qui, constituant la majorité, depuis le matin, après avoir assisté avec beaucoup de dignité à la messe de 5 heures, ont visité tous les cabarets, buvant « goutte sur goutte », et traînant leur démarche chancelante dans les rues qu'ils remplissent du bruit de leurs querelles et de leurs cris. C'est parmi eux que trouvent place ces marins qui dans la journée du dimanche, parviennent à être « saouls » à trois reprises différentes : le matin, après la messe, puis après leur déjeuner, et enfin le soir au moment même où ils devraient retourner à leur travail.

Aussi faut-il les voir quand vers 6 ou 8 heures, alors que le soleil couchant dore la baie de ses derniers reflets, ils se décident, après beaucoup d'hésitations, à quitter le cabaret où l'on était si bien au milieu des cris, de la fumée de tabac, et de l'odeur grisante d'alcool ; ils s'arrachent enfin à ce lieu de délices, traversent en zigzaguant les ruelles étroites et sombres, en chantant les derniers couplets de chansons sentimentales, dont l'accordéon qui joue avec rage dans la buvette leur envoie jusqu'à l'extrémité de la rue la note.

Et ceux-là ne sont pas encore ceux qui déméritent le plus notre estime. Au milieu de leur « soûlerie » l'idée du devoir à accomplir trouve encore place, et il leur faut à ces grands enfants que sont les marins, une force d'âme vraiment extraordinaire, pour parvenir à dominer ce désir de boire toujours grandissant, et pour laisser à leur intelligence meurtrie par l'alcool, le courage de se ressaisir.

Mais voici que des ruelles étroites et tortueuses qui entourent le port d'un réseau sombre et inextricable, partent des cris aigres et des bruits de disputes violentes qui succèdent sur un diapason aigü aux chants avinés de tout-à-l'heure.

Ce sont les femmes et les filles, qui, apprenant que leurs maris et leurs pères s'attardent dans leurs libations, et, craignant de les voir arriver trop tard sur le lieu de pêche, ont quitté le cercle que forment le soir toutes les commères du quartier, et où certes leurs langues ne chômaient pas, et viennent, le geste animé et l'injure à la bouche, chercher ces malheureux jusque dans les cabarets.

Et c'est alors un spectacle vraiment étrange que de voir dans les différentes buvettes « à l'abri de la tempête », « à l'arrivée au port », « au retour de la pêche », et autres débits qui bordent le grand port, cette invasion de femmes de tout âge qui arrivent fort excitées contre « ces paresseux », « ces ivrognes » qui ne songent pas à aller gagner le pain de la famille. La mêlée devient indescriptible ; de tous côtés, on n'entend que jurons d'hommes et reproches de femmes, cependant que celles-ci cherchent à entraîner les hommes au dehors en se cramponnant les unes à leurs bras, les autres à leurs vareuses de gros drap bleu, et bon gré mal gré, sans même avoir eu le temps de vider une dernière chopine, chaque marin, escorté à droite par sa femme, à gauche par sa fille aînée, est entraîné jusqu'au port, non sans résister, pendant que le reste de la famille porte jusque dans la chaloupe qui attend près du môle, les filets et les provisions nécessaires.

A ce moment l'aspect du grand port est féerique. Il est maintenant 9 heures et la nuit est complète depuis longtemps. L'eau du port faiblement éclairée par un quartier de lune que voilent à chaque instant de gros nuages qui passent rapidement, clapote doucement entre, d'un côté, la masse sombre des bois de Plomarch, et de l'autre, la longue jetée noire du môle que termine un fanal brillant, comme un point de feu sur un I d'ombre.

Les dernières chaloupes, fixées par de longues et fortes amarres, sont remplies de femmes et d'enfants qui se démènent pour hisser les voiles et tout ranger à bord. Cela fait, on pousse les marins ivres, restés sur le quai, dans de petits canots destinés à les conduire à leur bateau ; et comme le plus souvent ces canots ne sont faits que pour contenir de vingt à vingt-cinq hommes, et que, pour épargner le temps, on y met quelquefois plus de quarante, on les voit souvent couler avant d'atteindre leur but, entraînant à l'eau la foule de leurs passagers.

Après bien des incidents, les marins parviennent enfin à bord de leurs chaloupes, mais la plupart d'entre eux sont incapables de prendre part à la manœuvre, et le plus souvent c'est le mousse qui doit tenir la barre du gouvernail.

C'est conduits par ces mains d'enfants que l'on voit enfin les bateaux de pêche doubler la pointe du môle, et disparaître à l'horizon.

INTRODUCTION

Le tableau que nous venons d'esquisser nous a montré ce qu'est le marin breton adulte ; c'est là le marin qui constitue la population de nos ports de pêche, avec ses mœurs et ses tristes passions. Et ce n'est pas seulement à Douarnenez qu'il est donné à l'étranger qui va le dimanche soir faire une promenade sur le grand port, d'assister à de pareilles scènes; mais qu'il aille à Audierne, à Concarneau, à Camaret, partout il verra, comme l'a dit Pierre Loti « les femmes cherchant leurs maris dans les cabarets, les poussant pour les faire courir ; se démenant elles-mêmes pour hisser les voiles, aider à la manœuvre. »

C'est ce marin que nous nous proposons d'étudier dans cette thèse. Comment parvient-il à cet état d'âme? par quelle suite de circonstances, cet enfant que nous voyons s'amuser dans les crevasses des rochers devient-il un de ces hommes que l'alcool domine et abrutit? Et quels sont les effets de cet alcoolisme sur la famille, sur la natalité, la mortalité des enfants, les accidents en mer, et sur l'aptitude du service militaire?

Voilà autant de questions qu'il nous a paru intéressant d'étudier, heureux si nous pouvons par ce modeste travail contribuer dans la plus humble mesure à cette lutte gigantesque contre ce fléau national qu'ont entreprise depuis quelques années un nombre incalculable de philanthropes, d'économistes, d'hygiénistes, de législateurs, et qui a trouvé dans le monde médical des apôtres que rien ne rebute comme MM. Goffroy, Legrain, Magnan, Sérieux, etc.

Notre intention n'est pas d'étudier les lésions produites par l'intoxication alcoolique sur les différents organes (reins, foie, cerveau, etc.). Elles ont en effet, été décrites bien des fois, et par des médecins illustres, après lesquels nous n'aurions certainement que bien peu de choses à dire.

L'étude de la toxicité des alcools ne rentrera pas non plus dans le cadre de ce travail. Il résulte d'ailleurs de conversations que nous avons eues avec M. le Directeur des contributions indirectes de Quimper que les alcools qui pénètrent en Bretagne sont des alcools de grains et de betteraves parfaitement rectifiés et composés uniquement d'alcool éthylique. Des expériences nombreuses, m'a-t-il dit, ont été faites à ce sujet et toutes ont abouti au même résultat : on ne boit en Bretagne que de l'alcool éthylique.

Notre but sera uniquement de montrer comment naît et s'accroît l'alcoolisme, et quels sont ses effets, dans nos populations maritimes bretonnes, par l'observation des trois ports les plus importants : Douarnenez, Audierne et Concarneau.

Nous estimons, en effet, que les mœurs ne varient guère d'un point à l'autre, et qu'il est possible par conséquent de généraliser.

Assurément les populations du littoral breton ont des origines bien différentes ; et tandis que l'élément celte domine à l'intérieur, l'élément germain domine sur les côtes, mais panaché de colonies d'origine orientale, espagnole, de débris d'invasions des barbares ; c'est ainsi que près de Pont l'Abbé on a une population d'origine romaine, et à quelques kilomètres plus loin, près de Penmarch, l'élément asiatique domine.

Il est bien certain qu'à l'origine ces divers points étaient peuplés d'habitants aux idées et aux mœurs complètement différentes, et on n'aurait pas eu le droit à ce moment de parler du « marin breton ». Mais actuellement nous croyons cette synthèse possible, et qu'il n'y a pas lieu de tenir compte des légères différences qui ont pu persister après des siècles chez des populations qui vivent dans un contact constant entre elles.

L'ENFANT DU MARIN

S'il est vrai, comme l'a dit un moraliste, que l'éducation de l'enfant commence au berceau, celle que reçoit l'enfant du marin est bien navrante, et ne permet certes pas d'en attendre de bien bons résultats. Bien rudimentaire, d'ailleurs, est cette éducation, qui laisse le « gamin » de nos ports de pêche croître librement et sans contrainte, comme les plantes sauvages qui garnissent les grèves, et qui ne consiste guère qu'en exemples déplorables donnés par les parents eux-mêmes.

Mais avant d'observer ce « gamin » il est bon de se reporter à sa première origine, et de voir l'influence fatale qu'elle exerce sur lui.

Le marin durant toute la semaine vit entièrement dans son bateau, il y mange et il y dort, et ne passe à terre que les quelques heures nécessaires pour décharger le poisson et renouveler ses provisions. Dans un 1er chapître nous l'avons vu partant pour la pêche dans la soirée du dimanche ; on peut dire que jusqu'au samedi soir il vivra sur mer, et n'aura donc à passer à terre que les quelques heures qui vont du samedi soir au dimanche soir. Aussi faut-il le voir quand arrive cette soirée, la seule qu'il puisse passer près des siens; légèrement excité par la brise marine si tonifiante qu'il a respirée pendant 6 jours, plus excité encore par les nombreuses libations qui ont suivi son débarquement, le marin devient très galant. Les jeunes gens parcourent avec les jeunes filles les grèves solitaires et sombres, pendant que les matelots, tous mariés, courent en titubant après leurs femmes, qui, peu désireuses de recevoir les caresses de pareils amoureux, s'enfuient épouvantées, et poussant des cris perçants.

Il est facile de préjuger ce que seront les produits de pareilles unions, et les ravages qu'exerceront sur eux la scrofulose, le rachitisme et toutes les autres sortes de dégénérescences. Ah ! plaignons la race bretonne, plaignons notre marine de guerre, et la France, dont les défenseurs seront recrutés parmi les rares survivants de ces pauvres enfants du samedi soir.

L'enfant vient donc au monde marqué avant sa naissance d'un sceau indélébile, et presque aussitôt il a sous les yeux des exemples déplorables, dont son intelligence, encore endormie, gardera néanmoins la trace.

Son père, quand il ira à la buvette, le portera sur ses bras, lui fera toujours boire quelques gorgées dans son verre, et s'amusera beaucoup avec ses amis si l'enfant fait la grimace. Mais il ne sera pas longtemps à s'habituer à ces liqueurs qui lui brûlent la bouche, et il nous a été donné de voir un gamin de 4 ans boire d'un seul coup plus de la moitié du vermouth qu'avait commandé son père.

Il ira également avec sa mère chercher le père de famille au cabaret, et- trouvant celui-ci étendu sur le sol ivre-mort, il voudra, avec ses petites mains, aider sa mère à le relever et à le reconduire chez lui.

Après cela comment s'étonner quand on verra des enfants de 5 et 6 ans jouer à « l'homme soûl » et remplir esrues de cris et de gambades simulant l'ivresse.

Vers 7 ans il devient l'élève de l'instituteur, mais quel élève! combien peu studieux! et que de fois au lieu de prendre le chemin de l'école, il se rend à la grève où il s'amuse déjà à pêcher, et à prendre des bains interminables. C'est lui qui nous étourdit de ses cris quand nous longeons le rivage, et qui nous demande à grand bruit de jeter des sous à la mer, pour qu'il aille les chercher en plongeant.

Très débrouillé d'ailleurs, il sait déjà tenir un aviron et conduire une barque, et quelquefois même le maître d'école est parvenu, à force de patience, à lui apprendre à lire, écrire et compter. Ce sera là tout son bagage littéraire et scientifique, qu'il n'augmentera plus désormais, car il arrive à l'âge de 10 ans, et une nouvelle vie va commencer pour lui.

LE MOUSSE

D'après la loi, quand l'enfant a atteint l'âge de dix ans, il devient mousse, il doit en remplir les fonctions jusqu'à vingt ans, c'est-à-dire jusqu'au moment où il devra faire son service militaire. C'est pendant ces quelques années qu'il apprend le pénible métier de marin-pêcheur, et, malheureusement aussi, qu'il complètera son apprentissage de buveur.

C'est alors, en effet, que, passant des journées entières en mer, à bord d'un bateau où souvent ne se trouve aucun parent, il subit le contact pervers et démoralisateur de matelots qui tour à tour en font leur jouet ou leur souffre-douleur. C'est alors qu'il entend relater avec complaisance, pendant les longues heures de pêche, les scènes de débauches accomplies durant ces «bordées» qui constituent l'unique plaisir du marin. Le jeune mousse écoute béatement ces récits amplifiés à plaisir, et son esprit, qui n'y est déjà que trop disposé, accueille très volontiers l'idée de prendre part à l'avenir à ces amusements dégradants.

Au point de vue alcool, il est d'ailleurs traité comme ses compagnons de pêche, et jamais les matelots de l'équipage ne boiront un verre sans en offrir un au mousse.

Il nous a souvent été donné de voir à l'arrivée au port

après la pêche, tous les hommes qui composent l'équipage d'un bateau, entraînant avec eux leur mousse sans souci de son jeune âge, pénétrer dans un cabaret, s'y faire servir une « goutte » et, l'aubergiste demandant au mousse ce qu'il désirait prendre, celui-ci répondre : « Memeus-tra » (1), et absorber d'un seul trait une quantité d'alcool égale au contenu d'un verre à madère.

Il a également sa part de la « chopine » offerte à l'équipage par l'acheteur du poisson.

Aussi, dès qu'à terre ils sont livrés à eux-mêmes, voit-on des enfants de treize et quatorze ans, profitant des leçons de leurs aînés, constituer des bandes, se cotiser entre eux pour faire face aux dépenses du dimanche, dépenses qui consistent le plus souvent en tabac et en eau-de-vie.

A quinze ou seize ans, il n'est pas rare de les voir ivres le samedi soir et dans la journée du dimanche, et l'alcool qu'ils absorbent, ils se le procurent grâce à une retenue qu'ils font sur la part qui leur revient à la fin de la semaine ; et parfois cette retenue est hors de proportion avec leur gain. Nous connaissons certains jeunes mousses qui sur une somme de 12 à 13 fr. gardent 5 fr. pour leurs menus plaisirs ; cette somme est souvent doublée les jours de fête et de « Pardon », et souvent, si le gain de la semaine a été très faible, ils gardent le tout. Aussi n'est-il pas rare de rencontrer des mousses

(1) Expression bretonne signifiant : la même chose.

de seize et dix-sept ans étendus ivres-morts sur les rues le dimanche matin dès 8 heures.

Quand un jeune homme de dix-huit ans est invité à un mariage, ses parents lui donnent 40 francs, dont une partie sera employée à conduire les jeunes filles dans les pâtisseries, où l'on boira du malaga en mangeant des gâteaux ; mais dont la plus grande partie sera dépensée à boire avec les camarades.

Et c'est ainsi qu'au milieu d'une vie bien faite pour dégrader et le corps et l'esprit, ils atteignent l'âge où la patrie réclame leurs services.

LE MARIN DE L'ÉTAT

« Si l'Armorique est une pépinière précieuse pour l'armée, elle ne l'est pas moins, elle l'est plus encore pour la flotte. Les marins sont une variété de l'espèce humaine, qui dans les autres provinces présentent un mélange plus ou moins heureux de défauts et de qualités. Le matelot gascon, par exemple, est spirituel et communicatif, mais souvent plus fanfaron que brave ; le normand, sous de belles apparences, est lent, égoïste et chicaneur ; le provençal, plus vif, est aussi plus libertin et parfois pusillanime; franc, généreux, intrépide et discipliné ; le breton seul réunit toutes les qualités du vrai matelot; c'est le premier matelot du monde! » (*Breiz-Izel*, t. III, par Alexandre Bouët).

Est-ce un rêve? et alors quelle désillusion au réveil! Ou bien est-ce une réalité? et alors quelle consolation, quelle heureuse surprise de voir ce mousse débauché devenu le premier matelot du monde, comme l'appelle M. Alexandre Bouët! A vrai dire c'est un peu l'un et l'autre, et nous en trouvons la preuve dans une lettre qu'a bien voulu nous adresser un officier de marine actuellement en activité de service, où il nous est dit: « Tandis que le marin des côtes de la Méditerranée est paresseux, indiscipliné, vantard, loquace et pusillanime, le marin breton, au contraire, est actif, obéissant, modeste, affrontant le danger avec le plus grand calme et le plus grand sang-froid ». Et quelques lignes plus loin, il ajoute: Si ce n'était la question qui nous occupe, l'alcool, il serait parfait ».

Et voilà les choses remises au point. Assurément le marin breton est un excellent marin, mais il conserve toujours son vice, c'est un buveur d'alcool.

Nous allons d'ailleurs le voir avec ses qualités et ses défauts dans cette étude de la marine de guerre, et nous constaterons ensuite l'effet que produiront sur lui ses trois années de service.

Mais auparavant, étudions comment se recrute la marine de guerre.

*
* *

A vingt ans, le mousse devient un inscript maritime,

et reste à la disposition de la marine jusqu'à 50 ans, âge auquel il aura droit à une retraite, dont le taux variera avec le nombre de ses années de service, mais qui ne dépassera jamais 300 francs par an.

Le service actif dure de trois à cinq ans suivant que le nombre de marins est suffisant ou non, et, d'après une décision ministérielle datant de deux ans environ, l'inscript maritime sera désormaïs astreint à faire tous les deux ans une période de 28 jours, comme ses camarades de l'armée de terre.

Avant d'être embarqué, le nouvel inscript maritime passe devant un conseil de guerre, et nous avons à faire ici une constatation navrante et de nature à donner de grandes inquiétudes sur l'avenir de la marine de guerre, dont l'effectif est composé, comme on le sait, par 80 0/0 de marins bretons.

D'après les statistiques (1) établies par nous chez MM. les commissaires de l'inscription maritimes dans les trois ports les plus importants du Finistère, Douarnenez. Audierne et Concarneau, il résulte que le nombre des réformes par rapport au nombre des levées augmente tous les ans dans de très fortes proportions. En prenant en effet, les moyennes des réformes de ces trois ports pour les dix années comprises entre 1880 et 1889, on obtient : 6,5 0/0 pour Douarnenez, 4,7 0/0 pour Audierne, et 2,4 0/0 pour Concarneau.

Or, les moyennes pour ces trois ports sont pour les

(1) Tableaux, 1, 2, 3, 4, 5, 6 de l'index statistique.

dix années suivantes (de 1890 à 1899) : 13,6 0/0, 8,8 0|0, 4,7 0/0.

Ce qui montre que la moyenne de ces dix dernières années est deux fois plus forte que celle des dix années précédentes.

Or, le nombre des levées reste sensiblement le même.

Dans ces réformes, la tuberculose, sous ses différentes formes, entre pour cause dans une proportion de 90 0/0.

∴

Il y a à considérer à bord des navires de guerre, tels qu'on les construit actuellement, deux groupes d'hommes : d'abord les marins qui travaillent, sur le pont et les agrés et s'occupent de la manœuvre générale du navire, et ensuite le chauffeur, dont la vie est tout à fait spéciale, mais dont nous ne dirons que peu de mots car la majorité des chauffeurs n'est pas composée de bretons.

Etudions d'abord la vie du marin.

∴

A. — A bord.

Ici encore il y a deux groupes à considérer :

1° Le premier groupe est composé de « paysans » voisins de la mer, inscrits maritimes cependant, qui viennent faire leur service dans la marine. Ils arrivent dans les ports, ignorant le français, n'ayant aucune habitude de propreté, maladroits, gauches et timides. Ceux-là ne sont pas vraiment des marins. Ils ne restent au service que les trois années réglementaires et ne font jamais que des matelots de pont. Ils ne prendront jamais les habitudes de propreté élégante qui distingue le marin ;

à peine parviendront-ils à parler un charabia, français lourd et incorrect. A eux incombent les besognes repoussantes ; ce sont les bêtes de somme du bord.

2° Le second groupe est composé, en majeure partie, de marins-pêcheurs, de jeunes gens des ports. Tous ont vu la mer, ils la connaissent, ils l'aiment. Dans le navire de l'escadre, dans l'uniforme élégant du matelot, ils retrouvent en plus grand, en plus beau, la barque et le suroît qu'ils viennent de quitter. Ils viennent de Paimpol, de Douarnenez, de Concarneau, de Groix.... etc.... Ils ont pris de bonne heure l'habitude d'une vie active et dure ; aussi peut-on tout leur demander ; rien ne sera au-dessus de leurs forces ou de leur courage. Dans la manœuvre du bord, le « moko » excellera au contraire à trouver le poste où il n'y a rien à faire. Voici d'ailleurs un exemple qui montrera ce qu'est le marin du midi : presque tous les commis au vivre, c'est-à-dire chargés du service des subsistances, service évidemment peu, actif, sont des « mokos » : c'est le fromage. Le breton au contraire, ne recule jamais devant la difficulté, ne ménage ni son temps ni ses forces.

Les « brevetés » forment la base de la marine ; ce sont les canonniers, les fusiliers, les torpilleurs, les gabiers; ils sont presque exclusivement composés de bretons. De « brevetés ils s'élèvent à tous les grades du cadre de maistrance.

Le marin breton prend très vite à bord des habitudes de propreté rigoureuse. Le méridional, au contraire, n'aime pas l'eau. Et voici ce qu'à ce sujet nous écrit

M. M. enseigne de vaisseau, à l'obligeance de qui nous devons les renseignements relatifs au marin de l'état. « J'ai vu de mes camarades, gens pourtant d'une classe intellectuelle supérieure, qui se lavaient si mal que cela se voyait. Ils étaient du Midi, et aussi, combien paresseux ! Deux de mes voisins de l'Ecole navale, purs produits de Toulon, faisaient notre désespoir, en canot ou ailleurs par leur paresse et leur inertie. L'un d'eux est resté célèbre dans notre promotion pour son manque complet de sens marin. »

B. — Au repos.

Le marin conserve à bord la nostalgie de la terre bretonne. Il y pense toujours, moins peut-être, cependant, que le breton exilé de par la terre, car un navire français est une grande famille bretonne sur mer. On peut y parler la langue du terroir ; on y entend tous les dialectes. Ceux du Morbihan et du pays de Larmor chantent leurs mots en appuyant sur la dernière syllabe, ceux du Finistère, et du pays de Léon, ont, dans l'accent, quelque chose de guttural et de dur qui rappelle les langues anglo-saxonnes.

Au repos les marins bretons se groupent entre eux. Ils aiment à causer du pays, ils citent les noms familiers de personnes connues.

Souvent ils se promènent à deux seulement, du même village, et la conversation prend toujours le même tour, roule inévitablement sur le même sujet. Ils parlent de la mère qui se fait vieille, du père qui ne peut plus travailler, de la sœur, servante au loin, qui n'écrit pas.

Quelques-uns restent à l'écart, solitaires, appuyés sur le plat-bord du navire, les yeux fixes, perdus très loin, très loin, tout là-bas sur la ligne où se confondent le ciel et la mer. A quoi pensent-ils? Peut-être revoient-ils la coiffe élégante et blanche d'une paimpolaise ; peut-être entendent-ils sa voix qui susurre à leurs oreilles des paroles d'amour. Mais ils sont tristes. Auraient-ils laissé dans le cimetière de leur village, sous la tombe fleurie de bruyères, tout leur passé et tout leur avenir ?

D'autres s'assoient sur le pont, en cercle, et jouent aux cartes. Ils peuvent se croire encore dans un cabaret de leur village; quand ils lèvent les yeux, ne voient-ils pas, en effet, tout comme par la fenêtre de là-bas, l'horizon de la mer grande?

Le matelot aime aussi beaucoup à écrire. Pendant le quart de la nuit, on le voit, à la lueur de quelque fanal, rédiger péniblement la missive qu'on remettra à la poste de la prochaine escale. Une lettre coûte souvent plusieurs jours de travail.

Il est curieux aussi, en campagne, de voir le groupe attentif et anxieux qui se forment autour du vaguemestre, quand celui-ci apporte le courrier. Mais il y a peu d'élus, car une lettre est, pour ainsi dire, collective; la mère ou la sœur qui écrit donne des nouvelles du village et des différentes familles qui le composent, de telle sorte que l'heureux détenteur de la lettre la lit à haute voix devant ses compatriotes attentifs.

Au repos, avec les lettres à écrire, le grand plaisir du marin est de vider son sac, de retrouver dans la boîte de sapin qui est au fond quelque souvenir, de relire d'anciennes lettres, puis de réparer ses vêtements, de les soigner, de leur faire prendre l'air. Le dimanche on permet les chants. Ils aiment beaucoup chanter, mais pas de chansons bretonnes, plutôt des scies patriotiques ou sentimentales, chantées par quelque coq, qui, en général, n'est pas dans les meilleures têtes de l'équipage. Il y a toujours un accordéon qui joue toute l'après-midi du dimanche pour son plaisir personnel; d'autres se rangent à côté, écoutent cette musique; d'autres essaient l'instrument. Quelquefois l'accordéon fait danser.

C. — A terre.

Il faut reconnaître que le service militaire est, pour le marin breton, éminemment moralisateur, et s'il conservait, quand il quitte la marine de l'état, les habitudes prises sous l'influence d'une forte discipline à laquelle il n'oppose pas de résistance, la race bretonne maritime serait rapidement améliorée. Il est, en effet, hors de doute que le breton boit beaucoup moins d'alcool au service que le marin-pêcheur.

En escadre, le marin ne peut aller à terre que tous les quatre jours, et rares sont ceux qui y vont aussi souvent, à moins que leur famille habite le port. Il est évident que lorsque le breton va à terre, il ne sait pas faire autre chose que de passer la plus grande partie de son temps au cabaret. Que faire, en effet, dans la plupart de nos grands ports militaires ou commerciaux, où la ville entière est une guinguette. Sitôt hors des bâteaux, on n'y aperçoit que des rangées de cabarets, de comptoirs, d'assommoirs, où les servantes encouragent à la consommation les clients déjà trop décidés. C'est ainsi qu'à Brest, par exemple, dès qu'on perd de vue la magnifique rade, les travaux, les vaisseaux gigantesques du port, et qu'on remonte vers les quartiers supérieurs de la ville, de tous côtés se présentent aux yeux d'interminables files d'échoppes sordides, d'ignobles bouges où des commerçants peu consciencieux retiennent les matelots jusqu'à ce qu'ils aient réussi à leur faire dépenser les économies de la dernière campagne. Ce qui se passe à Toulon est encore plus extraordinaire ; les embarcations de service accostent à un quai large seulement de quelques mètres ; toutes les maisons qui le bordent sont des cabarets, où les patrons et les hommes d'équipages vont absorber des absinthes préparées à l'avance.

Contrairement au « moko », le breton pense au cabaret avant de penser aux femmes. Puis, le verre d'alcool est moins onéreux, et plus facile à se procurer. Il faut dire aussi que ces femmes misérables que le matelot pourrait fréquenter, couvertes de haillons mais le visage fardé, ont des façons bruyantes et tiennent des propos graveleux qui choquent toujours le breton timide et mystique. Mais il est évident que dans les « grandes noces », l'un ne va pas sans l'autre.

Ces « bordées » sont, en somme, relativement rares ; elles se produisent surtout chez des alcooliques invétérés dont les livrets fourmillent de cas de ce genre et chez lesquels les trente et soixante jours de prison ne font rien, parce qu'il n'y a rien à faire. Elles se produisent aussi à des retours de campagne, et en grand nombre alors, résultat inévitable d'un long emprisonnement à bord. Cependant, le matin, à la rentrée des permissionnaires il est rare qu'on ait à intervenir pour punir des hommes ivres. D'ailleurs quand l'ivresse n'est pas manifeste, l'officier de service se montre indulgent. Du reste l'ivresse simple est un motif peu grave de punition; il ne devient important que lorsqu'il se trouve compliqué de retard, ou s'il s'agit de récidivistes.

En campagne il y a peu de « bordées » mais en revanche un plus grand nombre de matelots rentrent dans un état inacceptable. C'est évidemment parce que les descentes à terre sont plus espacées, et, là comme en France, le marin se montre plus préoccupé des libations à faire que du pays à visiter.

Un fait qui au premier abord peut paraître illogique, c'est que les « maîtres » boivent beaucoup plus que les marins. Rappelons-nous cependant que leur traitement est plus élevé, et qu'ils jouissent dans leur poste d'une liberté presque complète, ce qui explique que souvent après les repas on les voit apparaître dans un état de congestion qui indique des ingestions trop copieuses de liquides alcoolisés. Chez les officiers également on fait une consommation assez grande de liqueurs, et le tafia de l'équipage y est même très apprécié. Ceci, du reste, a moins d'importance, car la majorité des officiers n'est pas formée de bretons.

De temps immémorial, la Marine octroyait à chaque homme d'équipage, le matin à jeun, un verre d'alcool d'une contenance de 5 centilitres, appelé « boujaron ». En 1898 ce boujaron fut supprimé. D'où vient l'initiative de cette suppression ? D'un amiral ou d'un médecin? C'est là un point que nous n'avons pas réussi à connaître. Mais ce qu'il y a de bien certain c'est que cette mesure fut très mal accueillie. C'était, en effet, pour le marin un plaisir, compliqué d'habitude, que ce boujaron du matin, et, éternel argument, il prétendait que l'alcool lui donnait des forces. Pour rendre la suppression du boujaron moins pénible on le remplaça par un supplément de ration. Rien n'y fit ; le mécontentement persista. D'ailleurs cette réforme ne fut pas complète : l'alcool ne fut supprimé qu'au « mouillage » ; à la mer le boujaron matutinal conserva droit de cité.

La seule boisson fournie par l'Etat, aux repas, est le vin, à raison de 0 l. 23 par repas et par homme. C'est un gros vin d'Algérie très alcoolisé ; quand on en a bu deux verres à un repas, on en est incommodé.

La distribution de vin se fait très régulièrement ; l'officier de détail y assiste fréquemment. Le Maître-commis est d'ailleurs tenu à une comptabilité, vérifiée par le commandant en second. En principe, on ne peut donc vendre le vin ; ce qui est possible, ce sont les échanges que peuvent faire entre eux les matelots, et encore sont-ils très rares, paraît-il. On n'en voit jamais également garder leurs rations de plusieurs jours, pour avoir une plus grande quantité de vin à boire en une seule fois. Quand les marins réussissent à s'ennivrer à bord, c'est avec des boissons provenant de l'extérieur et apportées par les permissionnaires. Le cas se présente assez fréquemment et la punition qui s'ensuit est grave.

Dans de nombreuses occasions, on donne une double ration de vin, pour des travaux exceptionnels, aux hommes les plus propres à l'inspection, à ceux qui ont le mieux entretenu le matériel dont ils sont chargés ; c'est une récompense très goûtée. La proportion de ces doubles rations atteint souvent 1/5e de la quantité totale allouée au bâtiment.

Dans les rades, en France ou à l'étranger, des marchandes s'installent sur le pont depuis dix heures le matin jusqu'après le repas du soir. En dehors de divers aliments, gâteaux, chocolat, fruits, oranges, elles sont autorisées à vendre de la bière et de la limonade. Il est certain qu'elles apportent quelquefois de l'eau-de-vie, mais forcément par petites quantités, puisqu'il faut qu'elles la dissimulent sous leurs vêtements, les paniers étant vérifiés.

La suppression de la ration de vin, comme punition, est réglementaire. Cependant certains commandants ne l'appliquent plus ; et là où on l'applique encore, on est contraint d'avoir dans les réfectoires une table spéciale dite « des retranchés », sans quoi, en général, les marins se solidarisant entre eux, partageraient leur ration avec le retranché.

***

Bien différente est l'existence du chauffeur ; et combien plus pénible ! combien plus ingrate !

A. — Au mouillage, il ne respire pas à pleins poumons la brise vierge et parfumée qui souffle du large; il n'est pas, comme ses camarades des autres spécialités, occupé au grand jour à polir l'acier des épontilles, la culasse des canons ; son poste à lui, c'est le fond du navire. Du matin au soir et du soir au matin, il est plongé dans les ténèbres, respirant l'air vicié et fétide que dégage cette énorme masse d'acier et de fer qui compose la machine. Un jour il broyera sur le parquet un dangereux minium ; un autre, il travaillera à la propreté, à l'arrimage des soutes mal aérées. Toujours des travaux pénibles et répugnants.

B. — A la mer sa tâche est encore plus dure. Il faut aller parfois à des distances assez considérables chercher le combustible, le briser en petits morceaux, le lancer à pleines pelles dans les fourneaux ; puis, de temps en temps, s'approcher de plus près encore de ces gouffres béants, en extraire les laves brûlantes, et charger à nouveau. Et, entouré de feu de tous côtés, tout le corps noir de charbon, le chauffeur travaille ainsi ses quatre heures sans songer même à regarder le thermomètre qui même en France marque souvent 45 à 60 degrés ; aux colonies 60° est une température quasi constante. Aussi n'est-il pas rare alors de voir le nègre des tropiques lâcher prise; le petit breton lui tient toujours bon, mais au prix de quelles fatigues, de quel délabrement de la santé, et aussi au prix de quel vice acquis ! L'alcoolisme est là, en effet, qui guette le chauffeur, qui en fait fatalement sa proie, et contribuera à la ruine de sa santé plus encore peut-être que la chaleur terrible des chambres de chauffe. Alphonse Daudet a écrit dans Jack, à ce sujet, quelques lignes d'une réalité tellement saisissante que nous ne résistons pas au plaisir de citer ce passage, malgré sa longueur.

« Jack, tout de suite, se mit aux escarbilles. Tous les détritus de charbon dont les cendriers se trouvent obstrués, encrassés, sont jetés dans des paniers que l'on monte sur le pont pour les vider dans la mer.

Dur métier, les paniers sont lourds, les échelles raides, suffocante la transition de l'air pur à l'étouffement du gouffre. Au troisième voyage, Jack sentit ses jambes fondre sous lui. Incapable même de soulever son panier, il restait là, anéanti, moite d'une sueur qui lui enlevait tout ressort, quand l'un des chauffeurs, le voyant dans cet état, alla prendre dans un coin un large fiasque d'eau-de-vie et le lui présenta.

— Non, merci ! Je n'en bois pas, dit Jack.

L'autre se mit à rire.

— Tu en boiras, dit-il.

— Jamais !... fit Jack, et se raidissant par un sursaut de sa volonté bien plus que par l'effort de tous ses muscles, il chargea la lourde corbeille sur son dos et la monta courageusement.

. . . .

. . . .

Comme il mettait le pied sur l'échelle menant à la chambre de chauffe, une longue secousse ébranla le navire, la vapeur qui grondait depuis le matin régularisa son bruit, l'hélice se mit en branle. On partait.

En bas, c'était l'enfer.

Chargés jusqu'à la gueule, dégageant avec des lueurs d'incarnat une chaleur visible, les fours dévoraient des pelletées de charbon sans cesse renouvelées par les chauffeurs dont les têtes grimaçaient, tuméfiées, apoplectiques, sous l'action de ces feux ardents. Le grondement de l'Océan semblait le rugissement de la flamme ; le bruit du flot confondu avec un pétillement d'étincelles donnait l'expression d'un incendie inextinguible, renaissant de tous les efforts qu'on faisait pour l'éteindre.

— « Mets-toi là.... » dit le chef de chauffe.

Jack vint se mettre devant une de ces gueules enflammées qui tournaient tout autour de lui, élargies et multipliées par le premier étourdissement du tangage. Il fallait activer ce foyer d'embrasement, l'agacer du ringard, le nourrir, le décharger sans cesse. Ce qui lui rendait la besogne plus terrible, c'est que n'ayant pas l'habitude de la mer, les trépidations violentes de l'hélice, les surprises du roulis le faisaient chanceler, le jetaient à tout moment vers la flamme. Il était obligé de s'accrocher pour ne pas tomber et d'abandonner tout de suite les objets incandescents auxquels il essayait de se retenir.

Il travaillait pourtant avec tout son courage ; mais au bout d'une heure de ce supplice ardent, il se sentit aveuglé, sourd, sans haleine, étouffé par le sang qui montait, les yeux troubles sous les cils brûlés. Il fit ce qu'il voyait faire aux autres, et, tout ruisselant, s'élança sous la « manche à air », long conduit de toile où l'air extérieur tombe, se précipite du haut du pont par torrents... Ah ! que c'était bon ! Presque aussitôt une chape de glace s'abattit sur ses épaules. Ce courant d'air meurtrier avait arrêter son souffle et sa vie.

— La gourde! cria-t-il d'une voix rauque au chauffeur qui lui avait offert à boire.

— Voilà, camarade. Je savais bien que tu y viendrais.

Il avala une énorme lampée. C'était de l'alcool presque pur ; mais il avait tellement froid que le trois-six lui parut aussi fade et insipide que l'eau claire. Quant il eut bu, il lui vint un grand bien-être de chaleur intérieure, communiquée à tous ses nerfs, à tous ses muscles, et qui s'exaspéra ensuite en brûlure vive au creux de l'estomac. Alors, pour éteindre ce feu qui le brûlait, il recommença à boire. Feu dedans et feu dehors, flamme sur flamme, alcool sur charbon, c'est ainsi désormais qu'il allait vivre ! »

LE MARIN-PÊCHEUR

Après trois ans de service militaire, le marin revient vivre dans son port de pêche, qu'il ne quittera plus, et où son existence va s'écouler désormais dans un labeur âpre et une lutte de tous les jours contre les flots pour leur arracher le pain de sa famille. Bien souvent les résultats ne répondent pas au travail pénible et aux fatigues supportées ; bien souvent, au milieu de la tempête, une mer déchaînée s'entrouvrira brusquement pour engloutir une barque et grossir le nombre des orphelins. Qu'importe ! Le matelot breton a l'âme solidement trempée, et rien ne saurait le faire faillir à son devoir.

Il n'est cependant pas parfait, comme nous l'avons déjà dit en parlant du marin de l'Etat, et au port de pêche, comme au port de guerre, il retrouve encore, sans qu'il s'en doute, le malheureux! un ennemi terrible, l'alcool, qui le poursuivra partout sans relâche, qui en fera sa proie, et des griffes duquel ce jeune marin que nous venons de voir si coquet et si vaillant sortira meurtri et affaibli.

⁂

On ne peut douter un seul instant que le service militaire est, pour le marin breton, éminemment moralisateur, et que s'il conservait, quand il quitte la Marine de l'Etat, les habitudes de tempérance relative qu'il y avait prises, la race bretonne maritime s'améliorerait rapidement. Comme nous venons de le voir, dans le chapitre précédent, le marin de l'Etat, dominé par une forte discipline, et aussi les occasions de boire étant très rares, boit relativement peu, beaucoup moins assurément qu'il ne buvait avant d'aller au service.

Malheureusement, dès le retour au pays, la débauche recommence, peut-être un peu moins forte pendant les deux ou trois premières années qui suivent ce retour, et un peu différente dans sa forme. Au port de guerre, le marin a, en effet, fait connaissance avec le vermouth, le Pernod et l'amer Picon. Mais revenu chez lui, il ne tarde pas à revenir à ses goûts primitifs, et bientôt c'est l'alcool, la « goutte » comme il l'appelle, qui sera sa boisson favorite.

Tout d'ailleurs l'y pousse ; et sans parler de l'hérédité terrible qui pèse sur lui, ni des mauvais exemples qui ont entouré sa jeunesse, et dont nous avons déjà parlé, nous pouvons citer comme causes primordiales de son alcoolisme : son genre de vie si pénible, l'action néfaste des patrons d'usine et des mareyeurs, et aussi le rôle capital que joue le débitant dans la vie du marin.

*
* *

La vie des marins est des plus pénibles et des plus misérables. En mer six jours sur sept, ils vivent isolés par groupes de six à sept hommes sur une barque, et durant toute la semaine, leur lit est le bateau. Pendant ce temps, pas de joies pour eux, pas la moindre distraction ; par contre, bien souvent un labeur bien dur, si le vent fait défaut, et les contraint de ramer pour atteindre le lieu de pêche, puis pour retourner au port Comme nourriture, de la soupe au poisson, et le plus souvent, si le poisson fait défaut, de la soupe faite avec de la graisse et quelques oignons ; parfois même du pain sec, dont ils ont toujours une ample provision, constitue tout leur repas. Comme boisson, l'eau fade du baril; car jamais ils n'apportent d'alcool à bord, si ce n'est quelquefois le dimanche soir, une chopine au maximum pour tout l'équipage, quand la pêche a été très bonne pendant la semaine. Disons ici qu'on n'a pas remarqué que les accidents en mer fussent plus fréquents le dimanche soir que les autres jours, comme on pourrait le croire vu l'état d'ivresse dans lequel ils s'embarquent; qu'on n'en doute pas, la seule cause des sinistres qui pendant la saison d'hiver mettent dans le deuil, la plupart de nos ports de pêche, est la tempête contre laquelle ne peuvent lutter des barques trop petites.

Chaque jour, avant le départ pour la pêche, ils prennent le « boujaron » verre d'alcool d'une contenance de sept centilitres, et dès le retour leur premier soin, avant même de décharger le poisson, est d'en prendre un second.

A terre l'alimentation n'est guère meilleure qu'en mer.

L'eau constitue encore la boisson habituelle, du moins pendant les repas, et « leur déjeuner comme leur dîner ne comprend souvent qu'une soupe à l'oignon et une tranche de pain avec un peu de beurre. (1) » Ils dînent souvent d'une soupe de café au lait. Le dimanche, à midi, il y a un pot au feu ; c'est un régal.

Si à cela on ajoute que sur la semaine le marin boit peu d'alcool, et que du lundi au samedi nous n'avons jamais vu un homme ivre, on se fera une idée à peu près exacte de l'existence du marin, si riche en périls et en peines, si pauvre en joies.

Et si on lui oppose le gain de la semaine, on est profondément attristé et douloureusement surpris de le voir si minime, si dérisoire. En moyenne, et dans une année ordinaire, le matelot faisant partie d'un équipage rapporte chez lui le samedi soir de 12 à 15 francs ; « On se montre ceux qui gagnent vingt francs, » nous disait un jour l'un d'eux. Et souvent ils ont cinq, six enfants...

Et nous aurions le courage de les blâmer, et de nous indigner quand le dimanche nous les verrons boire l'oubli à pleins verres, et titubant, remplir les rues de leur gaîté factice ! Ah ! plaignons-les plutôt ces frères malheureux, et unissons-nous bien vite pour porter secours à ces naufragés de la vie.

* * *

Les patrons d'usine et les mareyeurs ont une grande part de responsabilité dans la propagation du fléau qui

(1) Lettre d'un marin.

mine, lentement peut-être, mais sûrement, nos populations maritimes bretonnes. Depuis quelques années, cinq ou six ans environ, connaissant le penchant avéré du marin pour l'alcool, ils ont imaginé de se faire concurrence non à coups de pièces d'argent, mais à coups de chopines et de bouteilles d'alcool.

Un bateau pénètre dans le port. Les acheteurs qui se trouvent à l'extrémité de la digue lui crient le prix :

— Cinq francs, dit le premier

— Et une chopine, ajoute le second

— Cinq francs vingt-cinq, cri un troisième

— Et une chopine, ajoute à son tour un quatrième.

Et souvent même au lieu de crier, ils se contentent de faire le geste de boire. Cela suffit pour hypnotiser le marin, qui, dans la douce perspective d'avoir une chopine, préfèrera donner son poisson à plus bas prix. C'est ainsi qu'il nous a plus d'une fois été donné de voir certains équipages placés dans l'alternative de vendre leur pêche de sardine ou 5 francs le mille avec une chopine ou cinq francs vingt-cinq, sans chopine; la pêche, assez forte, atteignait quelquefois 10.000. Eh bien! il semblerait tout naturel d'aller vendre là où l'on offre vingt-cinq centimes de plus par mille, ce qui pour les dix, donnerait un surplus de deux francs cinquante, qui dans la famille seraient bien utiles ; or, nous avons vu beaucoup de marins qui préféraient faire affaire avecles acheteurs qui ne payaient que cinq francs, mais y ajoutaient une chopine. C'est ainsi qu'en 1897, dans les trois ports Concarneau, Audierne, et Douarnenez, il a été distribué pour 75.000 francs d'alcool aux pêcheurs par les mareyeurs et patrons d'usine.

Ce sont là des faits que nous ne saurions trop blâmer, et nous estimons qu'il ne faut pas tarder davantage à montrer combien est égoïste et antipatriotique cette façon de faire du commerce, à ceux qui, spéculant sur cette triste passion du marin, en deviennent les exploiteurs.

*
* *

Le rôle démoralisateur du débitant n'est pas moins considérable. Son intervention dans la vie du marin se manifeste sous trois formes.

Tout d'abord, c'est dans les cabarets que se fait la paye du samedi. Les patrons de bateau envoient, en général un des hommes de leur équipage toucher à l'usine le prix de tout le poisson vendu pendant la semaine, puis tous se rendent dans un cabaret, toujours le même, et c'est là que se fait le partage : le patron prend pour lui la moitié de la somme, et ses matelots se partagent le reste, en laissant une demi-part au mousse. Mais avant de faire ce partage, le patron commence par payer les dettes du bateau, ce qui nous conduit à parler du second élément d'action du débitant, le crédit.

Fait qui paraît invraisemblable, au premier abord, le débitant livre de la boisson à crédit. Mais il faut s'entendre sur ce crédit, et savoir à qui il est fait. Le débitant, qui connaît son intérêt, ne donnera jamais à crédit à un marin, car il sait que celui-ci gagne peu et que le gain de la semaine ne dure pas longtemps entre ses mains. Mais il est une autre unité, un autre client avec lequel il n'y a aucun risque de perdre, nous voulons parler du bateau-client. Dans un port de pêche un équipage forme une unité autrement forte que la famille. Vivant dans un contact perpétuel, partageant les mêmes dangers et les mêmes fatigues, les matelots qui constituent un équipage sont unis entre eux par des liens puissants qui l'emportent sur les liens fragiles qui unissent à sa famille un père qui vit constammeut éloigné des siens. Aussi, ayant été unis dans leurs peines, ils restent unis dans leurs plaisirs, et c'est l'équipage tout entier, et non un marin isolé, qui va boire au cabaret. A ce client d'un nouveau genre, l'aubergiste n'hésite pas à faire crédit, car il sait que le bateau en répond, et qu'il sera payé sur la masse commune par le patron. On a vu ainsi des bateaux avoir à payer au cabaret à la fin de la semaine des sommes assez fortes, jusqu'à treize et quinze francs. Il existe même à Poulgonazec, petit port situé près d'Audierne, un débitant dont les bateaux-clients sont tellement nombreux qu'il passe une partie de son temps à marquer les chopines dues par tel ou tel bateau, ce qui lui a valu le surnom de Paôtr-ar-chop (1).

Le vrai type du loup de mer, ce Paôtr-ar chop, avec sa barbe grisonnante taillée en collier, les mâchoires édentées, et la joue gauche soulevée par une grosse chique qui reste à demeure entre la joue et l'arcade dentaire. Son œil gris semble refléter l'immensité des flots, et le corps légèrement voûté fait reconnaître en lui l'homme qui s'est plus d'une fois courbé vers la mer pour relever

(1) Paôtr, garçon ; chop.; chopine.

des filets ou des casiers ; car il est marin à ses heures, et ne devient débitant que lorsque les pêcheurs sont à terre; et c'est alors qu'il faut le voir, notant d'une grosse écriture tremblée sur un registre crasseux, les chopines vendues.

Enfin, un troisième moyen pour le débitant de s'attacher le marin est de se faire son banquier. Pendant l'hiver, en effet, le marin gagne très peu, et quand arrive le moment de partir pour la pêche du maquereau, vers le mois de mars, il lui est impossible de faire les premiers frais indispensables. Le débitant vient alors à son secours, et lui avance des sommes assez importantes, à raison de 5 francs par homme d'équipage; et comme pour cette pêche chaque bateau porte dix à douze hommes, c'est de 50 à 60 francs que prêtent les cabaretiers aux différents bateaux. On peut souvent estimer à près de 500 francs les sommes avancées par certains débitants. C'est toujours le patron de barque qui est responsable de la somme prêtée à son équipage. Mais cet argent sert encore à une autre fin ; on ne part en effet pour la pêche qu'après le carnaval, or chaque homme a soin de retenir sur ses cinq francs, de quoi s'amuser et boire pendant ces fêtes qui sont particulièrement animées dans les ports de pêche, et bien souvent il ne leur reste plus qu'une somme très minime pour leurs frais d'embarquement. Au retour, c'est-à-dire trois mois plus tard, le patron rend la somme intégrale au prêteur, mais sans intérêts, le débitant comptant sur la reconnaissance du marin pour s'attirer de bons clients.

*
* *

Avant de clore ce chapitre, disons quelques mots de l'ivresse du marin. Timide, lorsqu'il est à jeun, peu causeur, surtout avec les personnes qu'il ne connaît pas et qu'il juge d'un rang plus élevé que le sien, le marin dès qu'il a bu, devient hardi et très loquace ; il ose alors vous aborder dans la rue, vous serre les mains avec effusion, vous fait des récits souvent emprunts d'une grande gaîté dont il est le premier à rire, et vous invite même (honneur suprême !) à aller boire avec lui. Il chante et danse parfois, et son ivresse affecte, en somme une forme gaie et turbulente. Pas méchant, en général, sauf cependant dans certains ports ; c'est ainsi que le crozonnais ivre est querelleur et brutal. Fort docile, le marin en état d'ivresse ne résiste pas à sa femme quand elle vient le chercher au cabaret, et souvent c'est un de ses enfants qui le ramène au logis.

*
* *

De tout ce qui précède, il résulte que le marin breton boit beaucoup, mais il reste à savoir si l'alcoolisme augmente. Pour cela, examinons les chiffres, ils sont très éloquents.

L'augmentation des cabarets (1) dans ces dix dernières années a été

de 43 à Douarnenez.
de 35 à Concarneau.
de 16 à Audierne.

(1) Tableaux 11, 12, 13 de l'index statistique.

La consommation d'alcool pur (1) par débitant, a été en 1892

A Douarnenez, de 8 l. 83, qui pour une moyenne de 100 habitants donne 0 l. 085 0/0.

A Concarneau, de 7 l. 09, qui pour une moyenne de 100 habitants donne 0 l. 13 0/0.

A Audierne, de 15 l. 33, qui pour une moyenne de 100 habitants donne 0 l. 47 0/0.

Or en 1898, nous avons les chiffres suivants :

A Douarnenez, de 11 l. 20, qui pour une moyenne de 100 habitants donne 0 l. 093 0/0.

A Concarneau, de 10 l. 93, qui pour une moyenne de 100 habitants donne 0 l. 17 0/0.

A Audierne, de 19 l. 45, qui pour une moyenne de 100 habitants donne 0, l. 44 0/0.

Ce qui montre qu'à Douarnenez et à Concarneau, il y a une augmentation notable dans la consommation d'alcool, à Audierne, par contre, la consommation d'alcool a légèrement diminuée, mais c'est en même temps le port ou l'on boit le plus d'alcool.

Si en regard de ces chiffres, nous examinons le nombre de naissances (2) pour ces trois ports, nous trouvons que de 1889 à 1898, la natalité a diminué

A Douarnenez, de 4,5 0/0 à 3,5 0/0.

A Concarneau, de 3,9 0/0 à 3,2 0/0.

A Audierne, de 5,1 0/0 à 3,7 0/0.

---

(1) Tableaux 7, 8, 9 de l'index statistique.

(2) Tableaux 15, 16, 17 de l'index statistique.

(3) Tableaux 19, 20, 21 de l'index statistique.

D'un autre côté, la mortalité (3) des enfants de 0 à 1 an par rapport aux naissances de l'année a augmenté de 1889 à 1898.

A Douarnez, de 11,1 0/0 à 15,3 0/0.

A Concarneau, de 12 0 0/0 à 13, 5 0/0.

A Audierne, de 16, 3 0/0 à 16, 5 0/0.

Tous ces chiffres prouvent que, d'un côté il y a augmentation dans la consommation de l'alcool, et que d'un autre côté, il y a diminution dans la natalité, et augmentation dans la mortalité des enfants de 0 à 1 an par rapport aux naissances, et qu'en outre c'est là ou la consommation d'alcool est la plus forte (à Audierne) que la natalité diminue le plus et que la mortalité des enfants est le plus considérable.

Nous sommes donc en droit de conclure qu'il y a un rapport étroit entre les premiers chiffres et les seconds et que c'est grâce à l'accroissement de l'alcoolisme que la natalité diminue, et que la mortalité des enfants augmente. Tristes résultats quand on songe à l'avenir de la race maritime bretonne.

LA FEMME DU MARIN

Devant l'ivrognerie des pères, des maris et des fils, quels sont les sentiments éprouvés par les mères, les femmes et les filles ?

Vont-elles s'indigner, et les poursuivre de leurs reproches ?

Imiteront elles ces femmes pieuses de Hillsborough (Ohio) qui, en 1873, s'associèrent pour lutter elles-mêmes contre le fléau, par une campagne de prières et de démarches personnelles : processions dans les rues, chants à la porte des cabarets, appels pressants adressés aux débitants et aux buveurs ?

Ce serait mal connaître le caractère de la femme de nos ports de pêche que de la croire capable d'une intervention aussi active ; car, non seulement, elle est d'un caractère passif, apathique, et ne proteste énergiquement parfois que si un parent ivre s'est montré d'une trop grande brutalité à son égard, mais, d'un autre côté, loin de déplorer les habitudes d'ivrognerie des hommes qui l'entourent, elle en conçoit une véritable satisfaction : « Le pauvre homme, dit-elle, il est si malheureux pendant la semaine ! » Et, en vraie femme qu'elle est, portant au fond du cœur l'instinct maternel, elle contemple avec indulgence les êtres qui lui sont chers, et ne voit dans leur ivresse qu'une récompense bien méritée.

Dès son jeune âge ses yeux se sont, d'ailleurs, habitués à ces scènes, et ce n'est certes pas elle qui tentera jamais de s'y opposer.

Un autre motif qui l'empêchera de se montrer trop rigoureux pour les hommes, c'est que depuis quelques années le nombre des femmes qui commencent à se livrer à ce vice grossit toujours. Mais n'osant pas boire ouvertement, elles saisiront avidement la moindre occasion de satisfaire leur penchant. C'est ainsi qu'il nous a été donné souvent de voir les femmes feindre d'aller chercher leur mari au cabaret, et une fois là, se découvrir subitement un mal d'estomac qui leur fournit un excellent prétexte pour boire un verre *d'eau vulnéraire*. Cette affreuse boisson, qui marque 51°, possède, en effet, à leurs yeux des propriétés curatives merveilleuses, et tandis qu'elles se cacheraient pour boire de l'eau-de-vie, elles n'hésitent pas à demander de l'eau vulnéraire qu'elles considèrent comme un remède.

Nous connaissons également, à Treboul principalement, près de Douarnenez, des épiceries où l'on vend aussi de l'alcool. Quand une femme vient s'y approvisionner en sel, café ou sucre, elle a soin, sans dire mot, d'ajouter dix centimes au prix de la marchandise achetée, et la marchande qui connaît cet usage, et l'a peut-être même propagé, sans ajouter un mot, verse une « goutte » que la cliente boit d'un seul trait.

Il y a enfin beaucoup de femmes qui s'alcoolisent par un usage immodéré de vins médicamenteux, quinquina, Saint Raphaël, etc., etc. Ces boissons, qui, croient-elles, donnent des forces, flattent leur palais, et les médecins ne peuvent réussir à empêcher cet abus.

Il ne faudrait cependant pas croire que l'alcoolisme de la femme soit aussi prononcé que celui du marin ; il est bien rare de voir une femme ivre ; et, fait caractéristique, tandis que l'ivresse de l'homme n'excite chez ses compagnons que des sentiments d'indulgence, une femme qui se laisse entraîner à ces excès est déconsidérée, et désormais personne, dans le pays, ne voudra avoir de relations avec elle ; elle est mise à l'index.

Elle est, malgré tout, bien regrettable, cette tendance de la femme à boire des liquides alcoolisés, et il est bien certain qu'elle entre pour une large part dans la diminution de la natalité et l'augmentation de la mortalité des enfants, que nous avons constatées dans le chapître précédent.

Tableau comparatif de l'alcoolisme dans les campagnes

Une étude de l'alcoolisme chez le marin ne serait pas complète, si on ne lui opposait les mœurs alcooliques de l'habitant des campagnes. Aussi nous proposons-nous de montrer dans ce chapître, en un tableau rapide, qui sera plutôt un schéma, comment le paysan breton se comporte vis-à-vis de l'alcool.

Il est hors de doute que le campagnard boit beaucoup moins que le marin. Une première preuve en est dans ces quelques chiffres que nous avons trouvés dans une étude de M. Baudrillart, membre de l'Institut, sur la Bretagne.

En 1825, la consommation d'alcool (1) dans le Finis-

(1) Tableaux 23, 24 de l'index statistique.

tère était de 13.032 hectolitres ; or en 1858 elle est de 44.673 hectolitres, tandis que dans le Morbihan, à cette même époque, elle est de 9.723 hectolitres et dans les Côtes-du-Nord 11.256 hectolitres ; « triste supériorité due évidemment à ses grands ports de mer et à ses populations maritimes côtières. » Et maintenant encore cette triste supériorité, comme l'appelle M. Baudrillart, est l'apanage du Finistère. En 1897 sa consommation d'alcool est, en effet, de 47.046 hectares, tandis que dans le Morbihan elle est de 22.444 hectolitres et dans les Côtes-du-Nord de 29.905 hectolitres; et pourtant les populations de ces trois départements sont sensiblement les mêmes ; 739.648 habitants pour le Finistère, 552.028 pour le Morbihan, et 616.074 pour les Côtes-du-Nord.

Nous en trouvons une seconde preuve dans ce que le chiffre des octrois (1) est beaucoup plus élevé dans les communes maritimes que dans les communes agricoles.

Tandis que, en 1898, les octrois des communes maritimes du Finistère montent au chiffre de 1.246.950 fr. ce qui, étant donné le nombre total d'habitants de ces communes, donne 1.066 fr., 7 0/0, ceux des communes agricoles n'atteignent que le chiffre de 13.435 fr., ce qui donne 69 fr., 8 0/0.

Si en outre nous considérons une région essentiellement agricole, comme la région de Pont-Croix par exemple, nous voyons que dans toute cette recette, la

(1) Tableau, 26,27 de l'index statistique.

consommation d'alcool pur (1) est en 1892 de 4 lit., 48 par habitant, ce qui pour une moyenne de 100 habitants donne 0 lit., 0 16 0/0, et en 1898 de 4 lit., 93 (0 lit., 0 17 0/0). Ce qui montre bien que la consommation d'alcool est moins forte, et son augmentation moins considérable dans cette région qde dans les ports.

L'augmentation des débits (2) en dix ans y a été de 33.

Les naissances (3) y ont décru de 4, 0 0/0 en 1889 à 2, 7 0/0 en 1898.

En revanche la mortalité des enfants (4) de 0 à 1 an par rapport aux naissances a beaucoup diminué : 27, 4 0/0 en 1889, et 20, 2 0/0 en 1898.

Mais si l'alcoolisme est moins développé dans les campagnes que sur les côtes, cela tient aux mœurs du paysan, qui sont différentes de celles du marin. Tandis que le marin a tous les jours l'occasion de boire, le paysan, qui vit retiré au milieu de ses champs, fort loin souvent de tout centre important, ne trouve que rarement l'occasion d'aller au cabaret. Chez lui sa boisson est l'eau, et les fermiers cossus seuls boivent du cidre à leurs repas. Il est vrai que lorsqu'il quitte ses travaux, et que, soit le dimanche, soit un jour de foire ou de *pardon*, il se trouve à même de boire, il est loin de s'en

(1) Tableau 10 de l'index statistique.
(2) Tableau 14 de l'index statistique.
(3) Tableau 18 de l'index statistique.
(4) Tableau 22 de l'index statistique.

priver, et que les routes deviennent alors trop étroites pour contenir sa démarche chancelante, et les fossés trop petits pour recevoir tous ces corps qui y tombent comme des masses inertes. Mais ces jours de fête sont rares, et la quantité d'alcool bue reste très faible. Aussi l'étranger qui assiste à l'orgie qui termine un *pardon breton* est-il bien étonné d'apprendre que à Huelgoat, par exemple, la consommation d'alcool par habitant n'est que de 1 lit. 03, alors qu'à Audierne elle est de 19 lit. 45.

« Voyez-vous, Monsieur, nous disait un jour un cultivateur du bourg d'Ergué-Harmel, près de Quimper, on dit partout que nous buvons beaucoup, parce que lorsqu'il nous arrive de le faire, c'est pour de bon, et qu'alors nous roulons dans les fossés; mais il faut penser que nous buvons très rarement, et que le plus souvent nous nous contentons d'eau. » Cela est vrai, et si le cultivateur était le seul habitant des campagnes, il est certain que le taux d'alcool par habitant serait encore moindre; mais il est à la campagne une classe d'individus qui fréquente beaucoup les cabarets, et en fait la clientèle ordinaire ; nous voulons parler des ouvriers, maçons, forgerons, tailleurs, sans compter les chemineaux qui parcourent constamment le pays.

Novs avons d'ailleurs été à même d'observer de près la vériteble population agricole, au mois de juin de cette année. C'était à la ferme de Ker-Laoënan, dans la commune de Mahalon, où le mariage de la fille du fermier avait réuni 400 invités, tous cultivateurs des environs.

Or, durant toute cette journée, nous n'avons pas vu un seul des convives en état d'ivresse.

Une remarque, également, qu'il est bon de noter, c'est que le paysan instruit boit beaucoup moins que l'ignorant; il comprend ce que l'ivrognerie a de honteux, et qu'il est d'autres plaisirs qui eux, du moins, ne dégradent pas l'esprit et le corps.

Disons enfin pour terminer que l'ivresse du campagnard est bien différente de celle du marin; elle est triste, concentrée, souvent brutale et menant quelquefois au crime. Sa forme la plus commune est la résolution alcoolique avec sommeil comateux.

TRAITEMENT

Nous ne parlerons pas ici des divers traitements qu'ont préconisés les Maîtres qui ont étudié la question alcoolique ; ils sont d'ordre général, et de même qu'ils conviennent aux populations du Nord, de l'Est et du Midi, ils conviennent aussi aux marins bretons.

Notre intention est de noter uniquement les remèdes qu'on pourrait opposer spécialement à l'alcoolisme de nos populations des côtes, et qui tous dérivent des mœurs et des abus que nous avons signalés dans cet ouvrage.

C'est ainsi que, suivant l'ordre déjà suivi, nous formulerons les vœux suivants :

1° Que l'enfant soit mieux surveillé par ses parents, et n'assiste plus à l'ivresse du père.

2° Que le mousse soit engagé sur un bateau où se trouvera au moins un de ses parents, père, oncle, ou frère aîné.

3° Que défense absolue soit faite aux débitants de donner à boire aux enfants âgés de moins de 18 ans.

4° Que le marin de l'Etat soit mieux surveillé quand

il descend à terre, et que, par la multiplication des Maisons du marin on l'empêche de ruiner et sa bourse et sa santé dans les guinguettes à matelots.

5° Qu'à bord des navires de guerre les officiers s'occupent de moraliser leurs hommes par l'exemple, la parole et l'installation de salles de lecture et de jeux.

6° Que dans les ports de pêche, la paye du samedi n'ait plus lieu dans les cabarets, et que les débitants ne donnent plus de boisson à crédit.

7° Que par des conversations de chaque jour, et par des conférences, on tâche de donner au marin le goût de l'épargne.

8° Que les patrons d'usine et les mareyeurs renoncent à leur funeste habitude de donner de l'alcool aux marins qui leur vendent du poisson, et que, persuadés que la misère est la grande fourvoyeuse de l'ivrognerie, ils donnent au marin pour sa pêche un prix plus rémunérateur, et qu'ils sachent qu'à eux surtout incombe le devoir d'enrayer ce fléau, dans l'extension duquel ils ont une très grande responsabilité.

9° Qu'on établisse dans les ports de pêche des salles de réunion où le marin pourra se distraire dans la journée du dimanche.

10° Que le clergé, enfin, s'enrôle dans les lignes antialcooliques, et que, usant de son influence si puissante dans la Bretagne catholique, il prêche la tempérance au marin breton, et par la parole, et par l'exemple.

Revenons un peu sur la Maison du marin que nous avons citée rapidement, et qui est destinée à jouer un grand rôle moralisateur. A Dunkerque, Brest, Nantes, La Rochelle, Bordeaux, Marseille, il existe déjà de ces Maisons, où pour deux francs par jour, 1 fr. 50 seulement pour les mousses, le marin est parfaitement nourri et logé, en même temps qu'il y trouve des conseils, des renseignements et des recommandations pour trouver un embarquement; il y peut également fumer, travailler, lire, écrire, et boire même des boissons saines et fortifiantes, comme du thé, du café, du chocolat.... Aussi ces maisons commencent-elles à être fréquentées, et on cite à Terre-Neuve, la Maison du marin de St-Pierre, qui a compté en un mois 7.975 visiteurs. Il est bien à désirer que dans nos ports de pêche on établisse des Maisons analogues, et qu'on y crée aussi des associations de prévoyance pour les pêcheurs, d'assistance en faveur des veuves et des orphelins, et des caisses d'assurance contre les accidents.

CONCLUSIONS

En résumé, comme le démontrent les statistiques établies par nous :

1° La consommation d'alcool est en progression constante chez les populations maritimes bretonnes;

2° Elle augmente également chez les populations agricoles, mais dans des proportions beaucoup moindres.

3° La consommation d'alcool est beaucoup plus considérable sur les côtes que dans les campagnes.

4° Les causes de l'alcoolisme du marin breton sont multiples : l'hérédité, les mauvais exemples donnés par les parents à leurs enfants, la vie pénible des marins pendant la semaine, la modicité de leurs gains, leur penchant à ne pas économiser, l'influence néfaste des patrons d'usine, des mareyeurs et des débitants.

5° Les accidents en mer ne sont pas plus fréquents le dimanche soir, jour où le marin boit cependant plus.

6° Dans la marine de guerre le marin a moins souvent l'occasion de boire ; il quitte le service momentament corrigé.

7° La femme du marin accepte volontiers l'alcoolisme de son mari.

Parallèlement à l'augmentation d'alcool, il y a :

1° Diminution de la natalité.

2° Augmentation de la mortalité des enfants.

3° Dans les régions agricoles il y a aussi une diminution de la natalité, mais la mortalité des enfants est en décroissance.

4° Au point de vue du service militaire, on remarque également que le nombre des réformes va toujours en croissant, et dans des proportions considérables ; la moyenne des dix dernières années est deux fois plus forte que celle des dix années précédentes ; or le nombre des marins d'âge à être levés chaque année n'a pas sensiblement varié dans cette période de vingt ans.

Nous sommes donc ici en présence d'un fait d'une importance capitale au point de vue national. C'est là une question vitale, une question de vie ou de mort pour la marine militaire française dont 80 0[0 des marins sont fournis par la Bretagne. Qu'on laisse encore l'alcoolisme se développer sans y apporter d'entraves, et dans quelques générations nous verrons notre belle marine se désorganiser, viciée profondément dans ses racines, en pleine décadence. Et ce jour-là la France ne sera plus. Car la condition même de son existence, c'est sa marine qui lui permet d'avoir un bel empire colonial qui fait sa force, sa richesse et sa puissance. Or, le jour où nous ne pourrons plus conserver nos colonies, le jour, qui n'est peut-être pas très éloigné, où notre marine ne sera plus de force à lutter contre celles des autres nations rivales, la France métropolitaine diminuée il ya trente ans par une guerre néfaste, affaiblie, étouffée par les nations voisines plus pleines de sève et d'exubérance, sera infailliblement destinée à disparaître comme ont jadis disparu successivement les grands peuples de l'antiquité.

INDEX STATISTIQUE

TABLEAU I

DOUARNENEZ

	Levées	Réformes	
1880. . .	101	4	3,9 0/0
1881. . .	140	10	7,1
1882. . .	175	6	3,4
1883. . .	107	4	3,7
1884. . .	100	9	9,0
1885. . .	83	8	9,6
1886. . .	152	15	9,8
1887. . .	57	3	5,2
1888. . .	116	8	6,8
1889. . .	108	7	6,4

La moyenne de ces 10 années = 6,5 0/0.

TABLEAU II

DOUARNENEZ

	Levées	Réformes	
1890. . .	91	19	20,8 0/0
1891. . .	187	10	5,3
1892. . .	138	22	15,9
1893. . .	115	9	7,8
1894. . .	149	19	16,1
1895. . .	101	13	12,8
1896. . .	120	14	11,6
1897. . .	118	22	18,6
1898. . .	94	12	12,7
1899. . .	124	18	14.7

La moyenne de ces dix années = 13,6 0/0.

TABLEAU III

AUDIERNE

	Levées	Réformes	
1880. . .	96	6	6,2 0/0
1881. . .	108	2	1,8
1882. . .	101	2	1,9,
1883. . .	131	6	4,5
1884. . .	137	5	3,6
1885. . .	115	6	5,2
1886. . .	154	8	5,1
1 87. . .	122	6	4,9
1888. . .	160	10	6,2
1889. . .	163	13	7,9

La moyenne de ces dix années = 4,7 0/0.

TABLEAU IV

AUDIERNE

	Levées	Réformes	
1890. . .	133	13	9,7 0/0
1891. . .	180	19	10,5
1892. . .	168	19	11,3
1893. . .	187	23	12,2
1894. . .	185	10	5,3
1895. . .	191	9	4,7
1896. . .	201	13	6,4
1897. . .	214	16	7,4
1898. . .	224	22	9,8
1899. . .	206	14	11,6

La moyenne de ces deux années = 8,8 0/0.

TABLEAU V

CONCARNEAU

	Levées	Réformes	
1880. . .	107		
1881. . .	123	1	0,8 0/0
1882. . .	144		
1883. . .	138	4	2,8
1884. . .	122	3	2,4
1885. . .	137	6	4,3
1886. . .	137	3	2,1
1887. . .	177	9	5,0
1888. . .	143	3	2,0
1889. . .	154	7	4,55

La moyenne de ces 10 années = 2,4 0/0.

TABLEAU VI

CONCARNEAU

	Levées	Réformes	
1890...	170	13	7,6 0/0
1891...	147	11	7,4
1892...	167	10	5,9
1893...	155	17	10,9
1894...	155	12	7,7
1895...	184	3	1,6
1896...	172	4	2,3
1897...	135	12	8.8
1898...	249		
1899...	118	4	3,3

La moyenne de ces 10 années = 4,7 0/0.

CONSOMMATION D'ALCOOL PUR PAR HABITANT

TABLEAU VII

DOUARNENEZ

	Quantité par tête	Quantité par tête pour une moyenne de 100 habit.
1892	8 litres 83	0 litre 085 0/0
1893	9 — 19	0 — 085
1894	9 — 54	0 — 088
....	....	....
....	....	....
1897	11 litres 13	0 litre 095
1898	11 — 20	0 — 095

TABLEAU VIII

AUDIERNE

	Quantité par tête	Popul.	Quantité par tête pour une moyen. de 100 hab
1892	15 litres 33	3.225	0 litre 47 0/0
1893	16 — 75	2.225	0 — 51
1894	16 — 00	3.375	0 — 47
1895	15 — 87	3.401	0 — 46
1896	19 — 03	3.401	0 — 55
1897	19 — 06	4:378	0 — 43
1898	19 — 45	4.378	0 — 44

TABLEAU IX

CONCARNEAU

	Quantité par tête	Popul.	Quant. par tête pour une moyen. de 100hab.
1892	7 litres 09	5.301	0 litre 13 0/0
1893	8 — 02	5 425	0 — 14
1894	8 — 54	5.425	0 — 15
1895	9 — 12	5.991	0 — 15
1896	9 — 83	5.991	0 — 16
1897	10 — 32	6.500	0 — 15
1898	10 — 93	6.343	0 — 17

TABLEAU X

PONT-CROIX

	Quantité par tête	Popul.	Quant. par tête pour une moyen. de 100 hab.
1892	4 litres 48	27.145	0 litrc 016 0/0
1893	4 — 50	27.354	0 — 016
...	....	......	....
...	....	......	....
1896	5 litres 13	27·344	0 litre 018
1897	4 — 88	28.538	0 — 0711
1898	4 — 93	28.538	0 — 0172

NOMBRE DES DÉBITS

TABLEAU XI

DOUARMENEZ

1889	106 débits
1899	149 —

TABLEAU XII

AUDIERNE

1889	52 débits
1892	58 —
1893	53 —
1894	54 —
1895	56 —
1896	58 —
1897	62 —
1898	66 —
1799	68 —

TABLEAU XIII

CONCARNEAU

1889	61 débits
1899	96 —

TABLEAU XIV

PONT-CROIX

1889	180 débits
1899	213 —

NOMBRE DES NAISSANCES

TABLEAU XV

DOUARNENEZ

	Habitants	Total des naissances	Naissances pour 100 hab.
1889	9.493	431	4,5 0/0
1896	10.021	421	4,2
1898	11.894	416	3,5

TABLEAU XVI

AUDIERNE

	Habitants	Total des naissances	Naissances pour 100 hab.
1889	3.101	159	5,1 0/0
1896	3.401	152	4,4
1898	4.378	163	3,7

TABLEAU XVII

CONCARNEAU

	Habitants	Total des naissances	Naissances pour 100 hab
1889	5.054	200	3,9 0/0
1896	5.901	208	3,5
1898	6,343	206	3,2

TABLEAU XVIII

PONT-CROIX

	Habitants	Total des naissances	Naisssnces pour 100 hab.
1889	2.121	86	4,0 0/0
1896	2.750	82	2.9
1898	2.803	79	2,7

MORTALITÉ DES ENEANTS PAR RAPPORT AUX NAISSANCES

TABLEAU XIX

DOUARNENEZ

	Naissances de l'année	Décès de 0 à 1 an	Décès pour 100 naissances
1889	431	48	11,1 0/0
1896	421	52	12.3
1898	416	64	15,3

TABLEAU XX

AUDIERNE

	Naissances de l'année	Décès de 0 à 1 an	Déééès pour 100 naissances
1889	159	26	16,3
1896	152	25	16,4
1898	163	27	16,5

TABLEAU XXI

CONCARNEAU

	Naissances de l'année	Décès de 0 à 1 an	Décès pour 100 naissances
1889	200	24	12,0 0/0
1896	208	27	12,9
1898	206	28	13,5

TABLEAU XXII

PONT-CROIX

	Naissances de l'année	Décès de 0 à 1 an	Décès pour 100 naissances
1889	86	24	27,4 0/0
1896	82	22	26,8
1898	79	16	20,2

TALEAU XXIII

	MORBIHAN — Consommation de l'alcool	COTES-DU-NORD — Consommation de l'alcool	FINISTÈRE — Consommation de l'alcool
1825	. . . . . .	. . . .	13.032 hectol.
1858	9.723 hectol.	11.256 hectol.	44.027 —
1869	. . . . . .	. . . .	31.280 —
1874	. . . . . .	. . . .	28.457 —
1879	. . . . . .	. . . .	34.980 —
1896	19.985 hectol.	25.469 hectol.	45.027 —
1897	22.444 —	29.905 —	47.046 —

TABLEAU XXIV

Consommation moyenne par tête d'alcool

1896	Morbihan. . .	3 litres 67
	Côtes-du-Nord.	4 — 12
	Finistère. . .	6 — 20
1897	Morbihan. . .	4 litres 07
	Côtes-du-Nord.	4 — 85
	Finistère. . .	6 — 36

TABLEAU XXV

Consommation d'alcool pour toute la France par tête

1830	1 litre 5
1896	4 — 19
1897	4 — 28

TABLEAU XXVI

Produit des octrois dans quelques communes maritimes

	1895		1898	
	Octrois	Popul.	Octrois	Popul.
Brest. . .	1.012.851—80.000	75.854	1.013.388—800.000	74.538
Ploun.-Trez.	1.300—2.000	2.866	1.500— 2.320	2.898
Ouessant. .	3.500	2.490	3.800	2.287
Le Conquet.	3.600	1.420	2.700— 1.100	1.595
Ile-de-Batz..	800	1.184	880	1.286
Concarneau.	24.500— 8.200	5.991	26.000— 7.600	6.500
Douarmenez	45.000—10.000	10.021	55.000— 11.000	11.465
Bénodet. .	760— 875		950—	1.035
Audierne. .	4.800— 4.200	3.401	5.400— 4.800	4.378
Plouhinec. .	2.000— 1.800	4.921	2.500— 1 700	5.507
Pennarch. .	2 289—	3,600	3.600— 4.298	
Ile-Tuudy. .	692	1.060	1,100—	1.110
Totaux :	1.208.292	113 623	1.346.950	116.897

Ce qui donne 1.062 f., 8 0/0. Ce qui donne 1.066 f., 7 0/0.

TABLEAU XXVII

Produit des octrois dans quelques communes agricoles

	1895		1898	
	Octrois	Popul.	Octrois	Popul.
Le Faou. .	2.000—1.200	1.369	2.600—1.346	1.281
Lopérec. .	562	1.892	980—	1.757
La Feuillée.	340	1.937	330—	1.843
Lauédern. .		751	727— 702	758
Pleyben. .	2.900	5.683	3.000	5.617
Briec. . .	1.600	5.108	1.850	4.765
Engué-Armel	1.700	3.201	1.900	2.198
Totaux :	10.302	19.951	13.425	19.2[illegible]6

Ce qui donne 51 f., 6 0/0. Ce qui donne 69 f., 18 0/0.

BIBLIOGRAPHIE

BOUET (Alexandre). — Breiz-Izel, 1844.

BAUDRILLART (Henry). — Les populations agricoles de la France Normandie et Bretagne).

LOTI. — Pêcheur d'Islande.

DAUDET (Alphonse). — Jack.

CONGRÈS international de Paris contre l'abus des boissons alcooliques (avril 1899).

ARCHIVES des Bureaux de l'inscription militaire (Douarnenez, Concarneau, Audierne).

ARCHIVES des contributions indirectes (recettes de Douarnenez, Concarneau, Audierne, Pont-Croix).

ARCHIVES des mairies de Concarneau, Douarnenez, Audierne, Pont-Croix.

ARCHIVES du Conseil général du Finistère.

Vu, le Doyen,
BROUARDEL

Vu par le Président de la Thèse,
JOFFROY

Vu et permis d'imprimer,

Le Vice-Recteur de l'Académie de Paris
GRÉARD

TABLE DES MATIÈRES

Paris. — Imp. A. Malverge, 171, rue Saint-Denis

www.ingramcontent.com/pod-product-compliance
Lightning Source LLC
LaVergne TN
LVHW020043170826
845678LV00001B/412
9782329683942